COMO OS ADOLESCENTES PERDEM PESO E PARAM DE GANHAR: PERDA DE PESO CONFIDENCIAL...

Contente

6

VISÃO GERAL DA PERDA DE PESO

Nos Estados Unidos, a obesidade tornou-se mais comum entre homens e mulheres de todas as idades e etnias desde a década de 1970. Quase 69% das pessoas, ou mais de dois terços, estão acima do peso ou obesas. De acordo com um estudo, os americanos queimaram 130 calorias a menos por dia no trabalho em 2010 do que em 1960. As diferenças raciais são significativas.

A obesidade é mais comum em homens caucasianos.

Homens hispânicos são mais propensos a não serem obesos classe 1 nem classe 2.

A obesidade extrema é mais comum entre homens negros.

A maioria das mulheres hispânicas está acima do peso.

As mulheres negras são mais propensas a sofrer de obesidade e obesidade grave.

Uma dieta saudável e adaptação ao exercício são necessários para uma perda de peso eficaz. Primeiro, vamos revisar as informações básicas sobre obesidade, seus perigos e a importância de atingir e manter um peso razoável.

Um aumento no percentual de gordura corporal é conhecido como obesidade. Os Institutos Nacionais de Saúde (NIH) oferecem três métodos para avaliar os riscos à saúde associados ao ganho de peso:

Realize um cálculo do Índice de Massa Corporal (IMC).
Tire a medida da sua cintura.
Entenda seu histórico médico.
Para a maioria das pessoas, existe uma correlação entre o peso corporal e o percentual de gordura corporal. No entanto, nem sempre é esse o caso. Os fisiculturistas, por exemplo, podem ser pesados e ter um IMC alto, mas como seu percentual de gordura corporal é baixo, eles não correm maior risco à saúde.

Determine seu IMC primeiro, porque à medida que seu IMC aumenta, também aumentam seus riscos à saúde.

1. Se o seu IMC for inferior a 18,5, você é considerado abaixo do peso.

2. Um IMC entre 18,5 e 24,9 é considerado normal.

3. Se o seu IMC estiver entre 25 e 29,9, você está acima do peso.

4. Existem três tipos de obesidade:

IMC 30 a 34,9 para obesidade classe 1

IMC 35 a 39,9 para obesidade classe 2

Um IMC maior que 40 define obesidade classe 3.

COMPLICAÇÕES DE SAÚDE RELACIONADAS À OBESIDADE

1. Diabetes tipo 1

2. Pressão alta

3. Dislipidemia

4 toques

A maioria dos cânceres (o risco de doença pulmonar aumenta com o peso)

6. Apneia obstrutiva do sono, uma das doenças relacionadas à obesidade mais comumente subdiagnosticadas.

7. Artrite e doença degenerativa do disco

doença da vesícula biliar

9. Azia

10. Doença hepática gordurosa relacionada ao álcool

11. Síndrome dos ovários policísticos e infertilidade

12. Insuficiência venosa

perda de peso

Os problemas associados ao excesso de peso podem ser tratados e até evitados com a perda e manutenção do peso. Perder peso pode reduzir a pressão arterial.

Razões para ganho de peso não intencional

Certos alimentos que você come, como alimentos e bebidas açucarados, podem levar ao ganho de peso não intencional. No entanto, existem situações em que o ganho de peso pode ocorrer devido a um problema médico subjacente. O ganho de peso pode ser muito irritante, especialmente se você não sabe o que está causando isso.

Embora a comida seja frequentemente o principal fator que contribui para o ganho de peso, outros fatores, como estresse e falta de sono, também podem desempenhar um papel.

Estas são as razões pelas quais as pessoas ganham peso involuntariamente.

Doença hepática gordurosa não alcoólica

Quando a gordura se acumula nas células do fígado, pode danificar o fígado e, eventualmente, levar a cicatrizes (uma condição chamada cirrose do fígado), que pode levar à insuficiência hepática completa. Antes que o dano seja feito, pode não haver sintomas. Embora os médicos não tenham certeza do que causa a doença hepática gordurosa, o excesso de peso aumenta o risco de complicações. Pessoas acima do peso têm duas a três vezes mais chances de sofrer esse dano. No entanto, isso pode ser revertido com diagnóstico e tratamento precoces.

junk food artificial

Alimentos cuidadosamente preparados geralmente contêm apenas componentes refinados e aditivos.

Esses produtos são baratos, duradouros e difíceis de resistir devido ao seu sabor incrível.

Os fabricantes de alimentos querem aumentar suas vendas tornando seus produtos o mais saborosos possível.

Coma muitos alimentos altamente processados.

Aveia, frutas congeladas e iogurte são alguns exemplos de alimentos minimamente processados.

Mas os alimentos que passaram por um processamento extensivo, como cereais açucarados, fast foods e refeições preparadas no micro-ondas, contêm uma miríade de ingredientes perigosos, incluindo açúcares adicionados, conservantes e gorduras ruins.

E outros estudos associaram o consumo de alimentos altamente processados ao ganho de peso.

artrose

Os tecidos que protegem a cartilagem nas extremidades dos ossos e articulações são estressados pelo excesso de peso, causando desconforto e rigidez. Além disso, o aumento da gordura corporal leva ao aumento da inflamação. Seus quadris, região lombar e joelhos sofrerão menos estresse, mesmo que você perca apenas 5% do seu peso corporal. (É uma perda de peso de 190 libras em 200.) O exercício é uma das melhores coisas que você pode fazer para a artrite. Pergunte ao seu médico qual tipo e dosagem é melhor para você.

marketing ativista

Os vendedores de junk food são bastante insistentes.

Às vezes, eles tentam promover produtos muito nocivos como produtos saudáveis, o que é uma prática antiética.

Essas empresas também fazem alegações falsas. Pior ainda, eles direcionam seu marketing especificamente para os jovens.

Na sociedade moderna, as crianças tornam-se obesas, diabéticas e viciadas em junk food antes de estarem maduras o suficiente para tomar essas decisões por conta própria.

Triglicerídeos altos

Embora seus genes definitivamente contribuam, outros fatores, incluindo sua dieta e quantidade de exercícios, também podem desempenhar um papel. Alimentos não saudáveis podem levar ao ganho de peso e níveis mais altos de triglicerídeos e colesterol LDL "ruim". A obesidade é um importante fator de risco para doenças cardíacas, matando cerca de 700.000 americanos a cada ano. Alimentos solúveis e ricos em fibras, como avoine, bem como suplementos de grãos integrais, feijões, batatas fritas, vignes, batatas fritas, berinjela e quiabo peuvent vous rassasier, reduzem a ingestão de calorias e diminuem os níveis de colesterol ao mesmo tempo.

Consumo inadequado de alimentos integrais.

Se você costuma comer alimentos processados, mudar para uma dieta mais saudável é uma estratégia simples e eficaz para promover a perda de peso e melhorar muitas outras áreas de sua saúde.

Na verdade, comer alimentos integrais e menos processados é fundamental para a perda de peso.

você se sente estressado

Um problema comum que pode afetar o peso é o estresse crônico (32 Fonte Confiável).

O aumento da sensação de fome e o desejo por alimentos com alto teor calórico foram associados ao hormônio do estresse cortical, que pode contribuir para a obesidade (Fonte confiável).

Como os pais podem apoiar a perda de peso de seus filhos?

"Para fazer pequenos ajustes construtivos ao longo do tempo, por ex. Por exemplo, reduzir o tamanho das porções, passear com a família e comer fora com menos frequência são as melhores maneiras de manter um peso saudável a longo prazo", disse Steven Middleman, MD, PhD, diretor do Programa de Diabetes do CHLA.

Como posso entrar em forma em casa para ajudar meu filho?

Limite o consumo de alimentos rápidos e processados.

Eles geralmente contêm mais calorias e gordura. Em vez disso, encha a mesa do seu filho com frutas e vegetais e mude para versões integrais de pães brancos, cereais e massas. Por causa da fibra que contém, seu bebê pode se sentir cheio por mais tempo.

Como posso incentivar meus filhos a se exercitarem mais?

ajudá-lo a perder peso

A saúde deve vir antes do tamanho.

Se você quiser falar sobre seu

ganho de peso, espere até voltar de uma consulta médica, diz o Dr.

• Faça disso um esforço colaborativo.

• Vamos fazer compras juntos.

• Prepare o seu jantar.

• Aumente seu nível de responsabilidade.

• Faça disso uma rotina.

• Ou acompanhá-los ao ginásio.

• Faça uma aula de dança.

Muitas dietas da moda, programas de perda de peso ou golpes diretos afirmam tornar a perda de peso rápida e fácil. No entanto, a pedra angular de um programa de perda de peso bem-sucedido continua sendo uma dieta balanceada de baixa caloria combinada com o aumento da atividade física. Para uma perda de peso bem-sucedida a longo prazo, você precisa mudar continuamente seus hábitos alimentares e de estilo de vida.

Como você faz mudanças tão profundas?

Coma devagar

"Eu mostro aos meus clientes como escolher suas refeições, saborear cada mordida antes de comê-la e mastigar devagar. Peço-lhes que mastiguem bem a comida antes de engoli-la e depois comecem de novo. Leva tempo para entender quando estamos cheios. Comer mais devagar aumenta a sensação de saciedade e favorece o prazer das refeições.

Preste atenção nos primeiros 5-10%

Em vez de dizer a si mesmo: "Preciso perder 25 quilos" e ficar sobrecarregado ao perseguir uma meta aparentemente impossível, pense nos benefícios para a saúde de uma perda de peso modesta.

Bennett sugere tornar seus objetivos mais alcançáveis. Perder apenas 5-10% do seu peso corporal (TBW) pode melhorar drasticamente a sua saúde, reduzindo o risco de doenças como diabetes tipo 2, derrame, doenças cardiovasculares e muitos tipos de câncer.

Fique satisfeito com suas refeições

"Nos dizem regularmente o que comer e, se não gostarmos da comida sugerida, dificilmente desenvolveremos hábitos saudáveis duradouros. Experimente com frutas frescas. Aprenda a cozinhar novos pratos saborosos e variados. . Para realçar o sabor, adicione ervas e especiarias. Ou, se preferir, descubra a profundidade dos vegetais crus e cozidos no vapor e a doçura das frutas. Não há razão para você não valorizar sua relação com a comida.

Faça das atividades aeróbicas parte de sua rotina diária

Se você quer queimar gordura rapidamente, não pode evitar o exercício aeróbico. Estudos sugerem que este é o tipo de exercício mais eficaz para reduzir a gordura da barriga. Ao queimar muitas calorias, sua saúde geral melhora. Em seguida, comece com exercícios de alta intensidade, como corrida, natação ou aulas de aeróbica. No entanto, tenha em mente que a frequência e a duração são essenciais para o sucesso.

consumir mais plantas

Segundo a pesquisa, uma dieta baseada em vegetais é mais fácil de manter do que uma dieta de baixa caloria, o que também sugere que promove a perda de peso [5]. Além disso, é rico em nutrientes e oferece muitos benefícios à saúde.

aumente sua proteína

Aumentar a ingestão de proteínas pode reduzir a fome e ajudar a prevenir a perda muscular.

"Comer 25 a 30 gramas de proteína (duas colheres de sopa de carne ou frango em pó, 4 onças de peito de frango) por refeição pode estimular o apetite e ajudá-lo a regular o peso corporal", diz o Dr. Albertson. A estratégia ideal é garantir que cada refeição inclua uma porção de boa proteína.

consumir mais água

Segundo a pesquisa, maior ingestão de água está associada à perda de peso, independentemente da dieta ou atividade [7]. Beber bastante água ajuda a reduzir os desejos de açúcar e aumenta a sensação de saciedade. A água também é necessária para a queima de gordura corporal para energia, o que é chamado de biolise.

Esqueça a limonada.

Greaves recomenda abandonar o refrigerante como outra maneira de obter uma barriga lisa. Enfatize que refrigerantes, especialmente refrigerantes dietéticos, contêm sal, que é uma das principais causas de inchaço . Opte por chá gelado ou café sem açúcar em vez de refrigerante diet.

Tente um impedimento de um dia.

Embora o jejum e o suco não sejam o segredo para a perda de peso a longo prazo, celebridades como Gwyneth Patrol e Bayonne juram que perdem peso e reiniciam seus corpos. Coma apenas produtos crus por um dia para obter uma versão que você possa manter. Mesmo se você estiver consumindo menos calorias no geral, ainda se sentirá mais cheio do que se estivesse bebendo suco sozinho.

Encontre refeições para recarregar as energias.

Vá para a academia? Ao escolher alimentos que aumentam a queima de calorias durante o exercício e ao longo do dia, você pode manter seus níveis de energia. Greaves recomenda a escolha de grãos integrais e outros caranguejos saudáveis, bem como uma variedade de frutas e vegetais. É o combustível diário que é liberado ao longo do tempo. Você não vai recorrer a alimentos não saudáveis para passar o dia.

Encontre atividade física regular para fazer.

A melhor maneira de perder peso permanentemente é fazer mudanças permanentes. Comece mais humilde do que você pensa. As pessoas muitas vezes se esforçam demais quando são diligentes. Neste ponto, porém, é fácil se queimar.

Por favor vá.

Segundo Tatyana Johnston, diretora de atividade física da CPT e da OMORPHO, "a caminhada frequente é uma forma viável e prática de queimar mais calorias e atingir seus objetivos de perda de peso". É também um exercício de baixo impacto e baixa demanda que aumenta a probabilidade de alguém persegui-lo.

Permaneça persistente apesar dos contratempos.

Ter um revés em seus esforços de perda de peso (como perder alguns dias na academia, por exemplo) pode ser desmoralizante e opressor, e pode tirar você do rumo.

Imagine um "movimento de estilo de vida".

O objetivo é ter uma visão holística do seu estilo de vida desejado e incorporar movimento a ele. Algumas pessoas têm pouco interesse em malhar na academia ou em uma aula de ginástica. Tudo bem. Segundo Blasé, andar a cavalo, esquiar, surfar, nadar ou caminhar parecem ser exercícios mais sustentáveis.

É importante encontrar maneiras de fazer mais exercícios durante o dia, seja subir as escadas todos os dias no trabalho, dar duas voltas no quarteirão durante o intervalo do almoço ou fazer flexões pela manhã.

TREINAR

Se você ainda não se exercita, iniciar um programa de exercícios pode ajudá-lo a queimar mais calorias a cada dia, o que o ajudará a perder peso. Se você se exercita atualmente, pode alterar a duração ou a frequência do seu exercício (desde que continue a ter pelo menos um dia de descanso por semana). Aqui estão as diretrizes de exercícios para adultos (USDHHS 2021):

USE PRÁTICAS DE ALIMENTAÇÃO CONSCIENTE

Para dar ao seu cérebro a chance de reconhecer todas as dicas enquanto você come, desligue todas as distrações (como programas de TV ou redes sociais), coma devagar, mastigue bem cada mordida e coloque o garfo entre as mordidas.

Limite a ingestão de carboidratos processados e açúcar.

Refeições embaladas que não contêm todos os ingredientes necessários geralmente contêm excesso de calorias, carboidratos processados e açúcares adicionados. Aderir a alimentos integrais pode ajudá-lo a perder peso enquanto consome menos calorias e mais nutrientes em geral.

AVALIE SEU SONO

Os adultos devem dormir de 7 a 9 horas por noite. Falta de energia, aumento do desejo por alimentos salgados ou doces, aumento da fome e diminuição da motivação para o exercício podem ser efeitos da falta de sono. Durma mais para melhorar suas chances de perder peso!

Sirva e coma mais vegetais.

Se você servir três vegetais no jantar hoje à noite, em vez de apenas um, estará inconscientemente comendo mais. As pessoas são tentadas por mais opções de alimentos para comer mais, e aumentar a ingestão de frutas e vegetais é uma ótima maneira de perder peso.

Perda de peso quando a sopa é servida

Você consumirá menos calorias em geral se incluir sopa à base de caldo em sua dieta diária. Pense em wontons chineses, sopa de tortilla ou minestrone. A sopa é especialmente boa no início de uma refeição, pois retarda a absorção dos alimentos e reduz o apetite. Adicione vegetais frescos ou congelados e cozinhe depois de começar com caldo ou sopa com baixo teor de sódio de um produto enlatado.

Perda de peso quando a sopa é servida

Você consumirá menos calorias em geral se incluir sopa à base de caldo em sua dieta diária. Pense em wontons chineses, sopa de tortilla ou minestrone. A sopa é especialmente boa no início de uma refeição, pois retarda a absorção dos alimentos e reduz o apetite. Adicione vegetais frescos ou congelados e cozinhe depois de começar com caldo ou sopa com baixo teor de sódio de um produto enlatado.

Olhe para suas roupas finas

Pendure um atraente par de jeans, uma saia ou um vestido vintage favorito onde você o verá todos os dias. Isso ajuda você a manter o foco. Para obter esse preço a tempo, escolha um item um pouco apertado. Portanto, para seu próximo objetivo humilde e alcançável, tire seu vestido de festa do ano passado.

dieta para emagrecer rapido

Dietas de baixíssima caloria, baixíssima energia, dietas de baixa caloria e telas de LCD; rápida perda de peso na direção da redução de peso; perda de peso rápida em excesso de peso; rápida perda de peso e obesidade; rápida perda de peso através da dieta; rápida perda de peso através do jejum intermitente; Perda de peso rápida comendo em um período limitado de tempo.

VLCD (Dieta Muito Baixa em Calorias)

Com um VLCD, você pode perder de 1,5 a 2 kg por semana, permitindo que você coma apenas 800 calorias por dia. Substitutos de refeição, como fórmula, sopas, shakes e barras, são frequentemente usados no lugar de refeições regulares em VLCDs. Isso permite que você obtenha todos os nutrientes de que precisa todos os dias.

O VLCD é recomendado apenas para pessoas obesas que precisam perder peso por motivos médicos. Essas dietas são frequentemente usadas antes da cirurgia bariátrica. Use apenas um VLCD com suporte do seu provedor. A maioria dos médicos especialistas desaconselha o uso de VLCD por mais de 12 semanas.

Dietas de baixa caloria (LCD)

Para as mulheres, essas dietas geralmente permitem de 1.000 a 1.200 calorias por dia e, para os homens, de 1.200 a 1.600 calorias por dia. A maioria das pessoas que deseja perder peso rapidamente deve optar pelo LCD em vez do VLCD. Mas um fornecedor deve sempre cuidar de você. Você não perderá peso tão rapidamente com um LCD, mas um VLCD pode ajudá-lo a perder o mesmo peso.

Um LCD pode consumir refeições convencionais e substitutos de refeições. Por esse motivo, é mais fácil de seguir do que um VLCD.

Consumo limitado ao longo do tempo

Este plano de dieta está se tornando cada vez mais popular. Às vezes é comparado ao jejum, no entanto, os dois métodos são um pouco diferentes. Sua janela diária de alimentação é limitada quando você pratica alimentação com restrição de tempo. A proporção de 16:8 é uma tática comum. Você deve seguir esta dieta e comer todas as refeições dentro de um período de 8 horas, por exemplo, das 10h às 18h. Você não pode consumir mais nada durante esse período. Estudos demonstraram que essa estratégia pode levar a uma rápida perda de peso, embora atualmente não esteja claro se a perda de peso é permanente.

Jejum alternativo durante o dia

Um método tradicional de redução de calorias é o jejum. Ele ganhou popularidade ultimamente. Isso se deve em parte a pesquisas em humanos e animais que demonstram os benefícios do jejum para pessoas com diabetes e obesidade. Existem vários planos de jejum e não está claro qual é o mais eficaz. O modelo 5:2 é um dos mais comuns. Isso requer dois dias de jejum, ou VLCD, por semana e cinco dias de alimentação normal. Uma dieta em jejum pode ajudá-lo a perder peso rapidamente.

dietas da moda

Para perder peso rapidamente, algumas dietas também restringem severamente as calorias. Essas dietas às vezes podem ser perigosas. Essas dietas da moda muitas vezes não duram o suficiente para produzir perda de peso a longo prazo. Se você voltar aos velhos hábitos alimentares depois de sair da dieta, corre o risco de ganhar peso de volta. A dieta mais segura para a maioria das pessoas é aquela que envolve uma perda de peso semanal de 225 gramas a 500 gramas, ou 1/2 a 1 libra.

objetivo do exercício

A restrição calórica é mais importante do que o exercício para perder peso rapidamente. Como você deve treinar com esta dieta deve ser discutido com seu médico. Seu médico pode recomendar que você não inicie um programa de exercícios até que esteja em uma dieta por algum tempo.